Chancelier Cirimwami

Escassez de água potável no Kivu Sul, risco de epidemia de cólera

Chancelier Cirimwami

Escassez de água potável no Kivu Sul, risco de epidemia de cólera

Contribuição para o estudo dos riscos de uma epidemia de cólera ligada à escassez de água potável (zona sanitária de Kadutu)

ÍNDICE DE CONTEÚDOS

EPIGRÁFICO

"A investigação é o futuro, mas a leitura ensina, informa, orienta, dirige, conduz e enriquece".

DEDICAÇÃO

Esta obra é dedicada a todos os leitores que desejam despertar o seu sentido de conhecimento e enriquecer-se a si próprios de forma sustentável, reforçando a sua consciência.

OBRIGADO

Os nossos agradecimentos ao Senhor Todo-Poderoso pelas suas bênçãos durante o nosso estudo.

Este trabalho não teria sido possível sem os contributos animadores de todos os que participaram na recolha de dados.

Gostaríamos de agradecer especialmente às pessoas que nos deram o seu precioso tempo e que enriqueceram este trabalho com as suas críticas, comentários, sugestões e orientações.

Gostaríamos também de agradecer à equipa de gestão da zona sanitária de KADUTU pela sua colaboração incondicional.

A todos aqueles que, de perto ou de longe, participaram na realização deste trabalho e cujos nomes não foram mencionados, que encontrem neste trabalho a marca da nossa gratidão.

RESUMO

Introdução: A cólera é um indicador-chave do fraco desenvolvimento socioeconómico e uma ameaça para a saúde pública em todo o mundo. Realizámos este estudo com o objetivo de descrever os riscos de uma epidemia de cólera na zona sanitária de Kadutu na sequência de uma escassez de água potável.

Metodologia: Trata-se de um estudo descritivo transversal realizado de maio de 2024 a agosto de 2024. A amostragem foi aleatória simples, que incluiu 385 pessoas, os dados foram recolhidos pelo KoboCollect e analisados no Epi Info 7.2.

Resultados: Foram entrevistadas 385 pessoas, todas elas informadas sobre a cólera, as suas fontes, modos de transmissão, sinais e meios de prevenção. A fonte de informação foram os meios de comunicação social (76,1%), seguidos de 18,96% de intermediários comunitários, com 51,43% a confirmarem a insalubridade e a falta de higiene como fonte, 59,48% a mencionarem a diarreia e a desidratação como sinais e 44,68% a mencionarem o cumprimento das medidas de higiene e saneamento como meio de prevenção da doença.

94,81% dos inquiridos confirmaram a escassez nos seus ambientes de vida e 96,88% afirmaram que as doenças transmitidas pela água ocorrem durante a escassez, especialmente na estação seca. Esta população está, portanto, em maior risco de contrair cólera devido à escassez de água e à falta de mecanismos para purificar a água dos fontanários e dos lagos que serão utilizados pelas comunidades.

Conclusão: A questão do saneamento é um fator importante na prevenção da cólera, tal como a aplicação de outras medidas essenciais para a combater. É indispensável que as autoridades políticas e sanitárias se empenhem na luta contra este flagelo que está a dizimar lentamente a população.

Palavra-chave : Risco, Epidemia, Cólera, Escassez

INTRODUÇÃO

1. QUESTÕES

A cólera é uma infeção diarreica aguda, cuja forma grave se caracteriza por uma diarreia aquosa extrema que conduz rapidamente a uma desidratação potencialmente fatal. A infeção é causada pela ingestão de alimentos ou água contaminados com o bacilo *Vibrio cholerae*. Embora possa ser facilmente tratada com sais de reidratação oral, a cólera continua a ser uma ameaça global devido à sua elevada morbilidade e mortalidade nas populações, especialmente as vulneráveis com acesso insuficiente a cuidados de saúde adequados.(OMS, 2017)

ᵉO ano de 2022 assistiu a uma aceleração da pandemia de cólera, com uma duplicação do número de casos notificados à OMS em todo o mundo em comparação com 2021 (472 697 casos em comparação com 223 370) e um aumento do número de países que notificaram casos, de 35 em 2021 para 44 em 2022. A distribuição geográfica das epidemias de cólera também se alterou: alguns países que não registavam casos de cólera há muitos anos, como o Líbano e a República Árabe da Síria, foram afectados por grandes surtos em 2022. Os surtos muito grandes, caracterizados pela presença de mais de 10 000 casos suspeitos ou confirmados num determinado país, foram notificados por 7 países em 2 continentes (Afeganistão, Camarões, Maláui, Nigéria, República Árabe Síria, RDC e Somália). O número de surtos de muito grande dimensão mais do que duplicou em relação a cada um dos anos anteriores.(OMS, 2023)

A nível mundial, os homens e as mulheres foram afectados em proporções iguais, com um rácio homem/mulher de 1. No entanto, alguns países comunicaram uma distribuição desigual entre os sexos, o que pode refletir diferenças nos factores de risco.

Em 2022, 9 países europeus notificaram um total de 51 casos (47 dos quais importados) e zero mortes. Embora os países europeus disponham dos serviços de água, saneamento e higiene e dos sistemas de saúde necessários para conter rapidamente a transmissão da doença, o número de casos importados recorda que existe um risco de propagação da cólera a nível mundial a partir de qualquer surto ativo da doença(OMS, 2023). No Médio Oriente e na Ásia, 16 países notificaram 372 205 casos de cólera e 394 mortes associadas (taxa de letalidade de 0,1%) em 2022. Destes casos, 56 foram importados; 4 países notificaram apenas casos importados (Barém, Kuwait, Singapura, Emirados Árabes Unidos).

Além disso, 17 países registaram 0 casos. A distribuição regional dos casos em 2022 diferiu significativamente da registada em 2021. O Iémen não notificou nenhum caso em 2022, embora tenha sido responsável por 89% dos casos da região em 2021. Dois dos países que notificaram surtos, o Líbano e a República Árabe Síria, não registavam um caso de cólera há mais de uma década(OMS, 2023). O Afeganistão foi responsável por 77% dos casos e 34% das mortes notificadas na região; todos os casos provenientes deste país foram notificados como casos suspeitos. O Afeganistão e a República Árabe da Síria registaram uma elevada proporção de casos em crianças com menos de 5 anos de idade (55% e 45%, respetivamente). Globalmente, a Ásia registou um aumento do número de surtos de doenças diarreicas em 2022(OMS, 2023).

Em África, 17 países notificaram 100 437 casos de cólera e 1955 mortes (taxa de letalidade de 1,9%), incluindo 202 casos importados em 2022. Além disso, 13 países registaram 0 casos. Isto representa uma queda de 29 % no número de casos e uma queda de 52 % no número de mortes notificadas em comparação com 2021; a taxa de letalidade desceu de 2,9 % para 1,9 %. Esta tendência aparentemente favorável deve, no entanto, ser interpretada com cautela. Em 2021, a Nigéria foi atingida por uma epidemia de grande dimensão, responsável por 78% dos casos e 88% dos óbitos notificados em África("Registo Epidemiológico Semanal" Relevé Épidémiologique Hebdomadaire 2023).

Noutros países, o número de casos notificados mais do que duplicou, de 30 055 em 2021 para 76 598 em 2022, e o número de mortes notificadas aumentou 2,5 vezes, de 490 em 2021 para 1 358 em 2022(OMS, 2023).

Em 2022, a dispersão geográfica dos casos e dos óbitos foi maior do que em 2021, e nenhum país comunicou mais de 25% dos casos ou 30% dos óbitos. Cinco países africanos notificaram surtos muito grandes com mais de 10 000 casos (Camarões, Maláui, Nigéria, RDC e Somália)(OMS, 2023).

A África registou um aumento exponencial do número de casos de cólera, num contexto de aumento acentuado dos casos a nível mundial. O número de casos notificados no continente só no primeiro mês de 2023 já atingiu mais de 30% do número total de casos registados em todo o ano de 2022.(OMS, 2022)

De acordo com as estimativas, até 29 de janeiro de 2023, foram registados 26 000 casos e 660 mortes em 10 países africanos afectados por epidemias desde o início do ano. Em 2022, tinham sido registados cerca de 80 000 casos e 1 863 mortes em 15 países afectados pela cólera. Se a atual tendência de aumento rápido se mantiver, o número de casos poderá exceder o registado em 2021, que foi o pior ano para a cólera em África em quase uma década. A taxa média de letalidade, atualmente próxima de 3%, é superior aos 2,3% registados em 2022 e muito acima do limiar aceitável de menos de 1%.(OMS, 2022)

Desde o início de 2024, a 18 de fevereiro, o número de casos e mortes por cólera notificados ao Escritório Regional da OMS para África foi de 40.115 e 965, respetivamente, com uma taxa de letalidade de 2,4%. Este ano, a RDC, a Etiópia, Moçambique, a Zâmbia e o Zimbabué foram responsáveis por 95,7% (38 397) do total de casos e 97,1% (937) do total de mortes (Pierre A et al 2017).

A RDC regista atualmente surtos regulares desta dimensão, principalmente nas províncias endémicas do leste do país.

Em 2023, desde o início do ano até à semana epidemiológica 48, a República Democrática do Congo registou mais de 48 280 casos suspeitos de cólera, incluindo 421 mortes. O Kivu do Norte, uma das seis províncias em que a OMS activou uma intensificação das suas operações de emergência por ordem das Nações Unidas, registou, por si só, cerca de 62% dos casos de cólera do país, num contexto de deslocação maciça da população e de fraca cobertura em termos de água potável e de latrinas higiénicas, nomeadamente nos campos de deslocados internos em torno de Goma. Este facto fez com que esta fosse uma das piores epidemias da história recente do país desde 2017(OMS, 2023).

Desde o início de 2024 até à semana epidemiológica 8, foram notificados 7.774 casos suspeitos de cólera, incluindo 158 óbitos (taxa de letalidade de 2,0%), em 74 zonas sanitárias pertencentes a 9 divisões provinciais de saúde. No final da S08/2024, foram notificados 1.083 casos e 9 óbitos (taxa de letalidade de 0,8%) em 34 zonas sanitárias, sem alteração substancial no número de casos em comparação com a semana anterior (1.081 casos e 21 óbitos: taxa de letalidade de 1,8%). Globalmente, a taxa de letalidade diminuiu entre S07 (1,8%) e S08 (0,8%). As províncias de Kivu do Norte (740 casos) e Haut Katanga (187 casos) representam a quase totalidade (927 casos: 85,2%) dos casos notificados no país. (John, Rick et al 2006).

No Kivu do Sul, são registados casos todos os anos, tanto nas zonas rurais como nas zonas urbanas. No espaço de uma semana, de 14 a 20 de maio de 2023, foram notificados mais de 70 casos de cólera na cidade de Bukavu. Segundo a divisão provincial de saúde do Kivu Sul, a zona sanitária de Kadutu é a mais afetada, com 49 casos, seguida de Bagira e Ibanda, com 17 e 5 casos respetivamente. (DPS, 2023)

Na cidade de Bukavu, a zona sanitária de Kadutu registou o maior número de casos, e o consumo de água suja e a falta de água em Bukavu estão na origem desta epidemia.(DPS, 2023).

Questões de investigação

> Quais são os riscos de uma epidemia de cólera na zona sanitária de Kadutu devido à falta de água potável?

Objectivos

Objetivo geral

Descrever os riscos de uma epidemia de cólera na zona sanitária de Kadutu devido à falta de água potável.

Objectivos específicos

> Identificar os factores que podem contribuir para a ocorrência de cólera nas zonas sanitárias urbanas de Bukavu, em geral, e de Kadutu, em particular.
> Avaliar o nível de gestão dos casos recebidos nos centros de tratamento da cólera e noutros estabelecimentos de saúde da zona sanitária de Kadutu

2. INTERESSE DO SUJEITO

Interesse pessoal

Para além destes objectivos, que constituem o foco científico desta investigação, constatámos que a população da zona sanitária de Kadutu estava preocupada com o ressurgimento de casos de cólera e com a situação de higiene e saneamento no seu ambiente.

Por isso, decidimos realizar esta investigação para conhecer os casos ocorridos e os comportamentos caraterísticos da população. Visitámos várias famílias onde se pensava que a falta de higiene e de saneamento estava na origem de problemas de saúde.

Interesse científico

Este estudo pode servir de quadro de referência para qualquer pessoa interessada no problema da cólera e na forma de a prevenir em toda a província do Kivu do Sul e na zona sanitária de Kadutu em particular.

3. DELIMITAÇÃO DO OBJECTO

Este tema é limitado no tempo e no espaço

Será realizado durante um período que decorre de abril a junho de 2024.

O estudo será efectuado na zona sanitária urbana de KADUTU,

4. ABORDAGEM METODOLÓGICA

Para este estudo, utilizámos uma revisão da literatura e um inquérito retrospetivo como abordagem metodológica.

5. BREVE APRESENTAÇÃO

Para além da introdução e da conclusão, esta obra está dividida em quatro capítulos, incluindo :

- Capítulo 1: REVISÃO DA LITERATURA
- Capítulo 2: METODOLOGIA
- Capítulo 3: APRESENTAÇÃO DOS RESULTADOS
- Capítulo 4: DISCUSSÃO

CAPÍTULO UM: REVISÃO DA LITERATURA

1.1. REVISÃO TEÓRICA

Definição de conceitos

Risco: perigo possível e mais ou menos previsível

Epidemiologia: é uma disciplina científica que estuda os problemas de saúde nas populações humanas, a sua frequência, distribuição no tempo e no espaço e os factores que influenciam a saúde e a doença nas populações.

Epidemia: uma doença que afecta um grande número de pessoas ao mesmo tempo e no mesmo local.

Cólera : A cólera é uma infeção diarreica aguda causada pela ingestão de alimentos ou água contaminados com a bactéria *Vibrio cholerae* (Taty B 2022).

INFORMAÇÕES GERAIS SOBRE A CÓLERA

A cólera é uma infeção diarreica aguda causada pela ingestão de alimentos ou água contaminados com a bactéria *Vibrio cholerae*. A cólera continua a ser uma ameaça global para a saúde pública e um indicador de falta de equidade e de desenvolvimento social insuficiente.

Estirpes *de Vibrio cholerae*

Existem muitos serogrupos de *V. cholerae*, mas apenas 2 serogrupos, O1 e O139, são responsáveis por surtos. A maioria dos surtos recentes deve-se ao *V. cholerae* O1, enquanto o O139, identificado pela primeira vez no Bangladesh em 1992, causou surtos no passado, mas atualmente só é identificado em casos esporádicos e permanece confinado à Ásia. A doença causada por ambos os serogrupos continua a ser a mesma (Pierre A et al. 2017).

Modos de transmissão

A transmissão da cólera está intimamente ligada a uma má gestão ambiental. A doença desenvolve-se em ambientes onde não são cumpridos os requisitos mínimos de água potável e de saneamento. É, por conseguinte, um indicador de desenvolvimento inadequado.

A contaminação é oral e de origem fecal.

Transmissão direta :

- Consumo de água ou alimentos contaminados.

- Contacto direto com uma pessoa infetada: o suor, que é rico em vibriões, desempenha um papel importante na transmissão de pessoa para pessoa, especialmente em zonas tropicais secas.

- Exposição aos excrementos ou ao vómito de uma pessoa infetada.

Transmissão indireta

Certos artrópodes, principalmente moscas, desempenham um papel como vectores na propagação de vibriões.

Sintomas

A cólera é uma doença extremamente virulenta que se transmite através da ingestão de água ou alimentos contaminados. Pode causar diarreia aquosa aguda grave e, se não for tratada, as formas graves da doença podem matar em poucas horas.

A maioria das pessoas infectadas com *V. cholerae* não apresenta sintomas, embora o bacilo esteja presente nas fezes durante um a 10 dias após a infeção e seja eliminado para o ambiente, onde pode potencialmente infetar outras pessoas.

Os sintomas são, na maioria dos casos, ligeiros a moderados. Os sintomas aparecem entre 12 horas e cinco dias. Numa minoria de doentes, desenvolve-se uma diarreia aquosa aguda, acompanhada de uma desidratação grave. Se não for tratada, pode levar à morte (Pierre A et all, 2017).

Epidemiologia, factores de risco e peso da doença

Em termos epidemiológicos, a cólera pode ser endémica ou epidémica.

Uma região endémica de cólera é uma área onde foram detectados casos confirmados de cólera durante três dos últimos cinco anos, com transmissão local estabelecida (o que significa que os casos não são importados). Um surto/epidemia pode ocorrer tanto em países endémicos como em países onde a cólera não ocorre habitualmente.(A. Dimandja, 2022)

Existe uma estreita ligação entre a transmissão da cólera e o acesso inadequado a água potável e a instalações sanitárias. Normalmente, os locais de risco incluem os bairros de lata periurbanos, bem como os campos de pessoas deslocadas internamente ou de refugiados.

As crises humanitárias, que se traduzem nomeadamente pela interrupção dos sistemas de abastecimento de água e de saneamento e pela deslocação das populações para campos mal equipados e sobrelotados, podem aumentar o risco de transmissão da cólera, se o bacilo estiver sempre presente ou se for introduzido. Nunca houve relatos de epidemias envolvendo cadáveres de pessoas não infectadas.(Taty B, 2022)

Prevenção e controlo

É essencial adotar uma abordagem multifacetada para combater a cólera e reduzir a mortalidade. As medidas utilizadas combinam a vigilância, a melhoria do abastecimento de água, o saneamento e a higiene, a mobilização social, o tratamento da doença e as vacinas orais contra a cólera.

Controlo

A vigilância da cólera deve fazer parte de um sistema integrado de vigilância de doenças que inclua feedback local e intercâmbio global.

Os casos de cólera são detectados com base num diagnóstico clínico presuntivo em doentes com dois anos ou mais que apresentem diarreia aquosa aguda e desidratação grave, ou que morram em consequência de diarreia aquosa aguda.

Os testes de diagnóstico rápido (RDT) podem ser úteis na deteção de surtos de cólera; no entanto, para confirmar o diagnóstico, as amostras de fezes são enviadas para um laboratório para confirmação da presença de *V. cholerae* O ou O139 através de cultura bacteriana ou teste PCR (reação em cadeia da polimerase).

A vigilância de um surto de cólera envolve a notificação de doentes que sofrem de diarreia aquosa aguda e a realização de testes regulares a um subconjunto desses doentes.

A capacidade local para detetar e monitorizar (recolher, compilar e analisar dados) casos de cólera é essencial para garantir a eficácia do sistema de vigilância e para planear medidas de controlo.

Os países afectados pela cólera são aconselhados a reforçar a vigilância da doença e a preparação nacional para detetar e responder rapidamente a potenciais surtos. Nos termos do Regulamento Sanitário Internacional, a notificação de todos os casos de cólera deixou de ser obrigatória. No entanto, os eventos de saúde pública que envolvam cólera devem ainda ser avaliados em função dos critérios estabelecidos no Regulamento para determinar se é necessária uma notificação oficial (OMS, 2023).

Tratamento

A cólera é fácil de tratar. A maioria dos doentes pode ser curada através da administração rápida de sais de reidratação oral (SRO). A saqueta normal de SRO é dissolvida em 1 litro (l) de água potável. Podem ser necessários até 6 litros de SRO para tratar a desidratação moderada de um doente adulto no primeiro dia.

Os doentes gravemente desidratados apresentam um risco de choque, sendo essencial a administração rápida de fluidos intravenosos. Estes doentes também recebem antibióticos adequados para encurtar a duração da diarreia, reduzir as quantidades de líquido de reidratação necessárias e encurtar a duração da excreção dos bacilos *V. cholerae* nas fezes.

Todos os doentes devem começar a comer alimentos locais comuns preparados de forma segura logo que seja seguro fazê-lo.

O aleitamento materno também deve ser encorajado. O acesso rápido ao tratamento é essencial durante um surto de cólera. A reidratação oral deve estar disponível nas comunidades, incluindo pontos específicos de reidratação oral, e não apenas nos grandes centros de saúde que podem oferecer infusões intravenosas e tratamento em qualquer altura. Com um tratamento rápido e adequado, a taxa de mortalidade dos casos deve manter-se abaixo de 1%.

O zinco é um tratamento adjuvante importante para crianças com menos de 5 anos. Também reduz a duração da diarreia e pode prevenir episódios subsequentes de diarreia aquosa aguda devido a outras causas.

Perspectivas

O roteiro global para 2030 inclui 3 áreas estratégicas:

1. Deteção precoce e resposta rápida para conter os surtos: a estratégia centra-se na contenção dos surtos, onde quer que ocorram, através da deteção precoce e de uma resposta multissectorial rápida, com o envolvimento da comunidade, o reforço da vigilância e da capacidade laboratorial, a preparação dos sistemas de saúde e dos fornecimentos e o apoio a equipas de resposta rápida;

2. Uma abordagem multissectorial orientada para a prevenção do ressurgimento da cólera: a estratégia apela aos países e aos parceiros para que se concentrem nos "pontos críticos", as áreas relativamente pequenas mais afectadas pela doença, onde a transmissão pode ser interrompida através da melhoria do abastecimento de água potável, do saneamento e da higiene, bem como da administração de OCV;

3. Um mecanismo de coordenação eficaz que abranja o apoio técnico, a sensibilização, a mobilização de recursos e a parceria a nível local e mundial. O grupo de trabalho proporciona um quadro sólido para ajudar os países a intensificarem os seus esforços de controlo da cólera, com base em programas intersectoriais liderados pelos próprios países e disponibilizando os recursos humanos, técnicos e financeiros necessários.

Em maio de 2018, a 71.ª Assembleia Mundial da Saúde adoptou uma resolução para promover a prevenção e o controlo da cólera e aprovar o documento intitulado "Ending Cholera: Um roteiro global para 2030".

1.2. ANÁLISE EMPÍRICA

Gbary AR e Dossou JP realizaram um estudo transversal descritivo e analítico sobre os aspectos epidemiológicos e médico-clínicos da epidemia de cólera no departamento do Litoral do Benim em 2008. O objetivo do estudo foi identificar as caraterísticas epidemiológicas e médico-clínicas da epidemia de cólera no departamento do Litoral do Benim em 2008. Métodos. O estudo baseou-se em 404 registos de doentes, incluindo informações sobre a identidade dos doentes, os aspectos clínicos e terapêuticos e a evolução da doença. Dez pacientes selecionados aleatoriamente participaram num grupo de discussão. As autoridades responsáveis pela gestão da epidemia e os profissionais de saúde foram entrevistados em profundidade. Foram visitados dez bairros afectados. A idade média dos doentes era de 23,72 ± 14,80 anos. As taxas de ataque por distrito variaram de 15,86 a 172,98 casos por 100.000 habitantes. Os distritos de Agbodjèdo, Hlacomey e Enagnon registaram taxas de ataque significativamente mais elevadas do que os outros distritos. A taxa de mortalidade foi de 0,24%.

A endemicidade da cólera em Cotonou pode ser explicada pela ocupação maciça e descontrolada das margens da lagoa, associada a um saneamento básico inadequado e a dificuldades de abastecimento de água potável. O Vibrio cholerae O:1 foi encontrado em 19 das 36 amostras de fezes. As estirpes eram todas sensíveis à ciprofloxacina, mas resistentes ao cotrimoxazol. A diarreia era constante, 88,11% dos casos vomitavam e 39,35% estavam gravemente desidratados. A reidratação oral, a reidratação parentérica e a terapêutica antibiótica foram utilizadas em 99,50%, 85% e 97,77% dos casos, respetivamente. Os doentes foram tratados com doxiciclina para adultos e amoxicilina para grávidas e crianças. O tempo de permanência no centro de tratamento foi significativamente mais longo para os doentes com desidratação grave (Bampangue Ed 2022).

1.3. QUADRO LÓGICO DA INVESTIGAÇÃO

1.3.1. QUADRO CONCEPTUAL

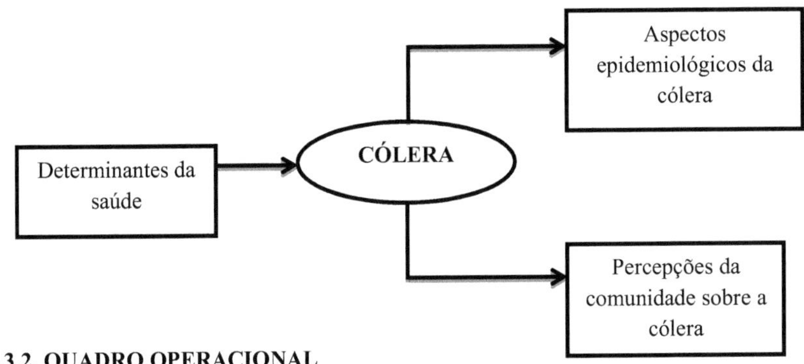

1.3.2. QUADRO OPERACIONAL

Procedeu-se à documentação em bibliotecas e na Internet, à redação da primeira parte, à elaboração do guião de entrevista, seguida do inquérito, à codificação dos dados recolhidos e à discussão e entrega do trabalho após correcções.

1.3.3. DEFINIÇÃO DAS VARIÁVEIS DO ESTUDO

Variável dependente

Neste estudo, a variável dependente foi a epidemia de cólera.

Variáveis independentes

Como variáveis independentes, selecionámos os riscos epidemiológicos da cólera na zona sanitária de Kadutu.

CAPÍTULO DOIS: METODOLOGIA

2.1. LOCAL DE ESTUDO

A zona sanitária de Kadutu é uma das 34 zonas sanitárias da província de Kivu do Sul e é uma zona urbana com uma população de 429.505 habitantes.

Situação sanitária

A Zona Sanitária de Kadutu tem atualmente as seguintes instalações de saúde: [e]Cinco instalações de nível 2, incluindo: o Hospital Geral de Referência Dr RAU CIRIRI e o Hospital Geral de KADUTU, as Clínicas Universitárias de Bukavu (MUHANZI), o Centro Médico de São Vicente e o Centro Hospitalar CBCA NYAMUGO. A Zona Sanitária de KADUTU dispõe de dois centros especializados: o Centro Psiquiátrico SOSAME e o Centro de Reabilitação para Deficientes HERI KWETU, bem como de 12 centros de saúde dos 15 necessários, o que representa uma cobertura sanitária de 80%. [e]São eles os centros de saúde MARIA, NEEMA, CBCA NYAMUGO, UZIMA, SOS, FUNU, 8 CEPAC, Mgr KATALIKO, Mgr MULINDWA, CECA 40, MAENDELEO, CIRI.

Tabela 1. População total da ZH de Kadutu em 2024 por área de saúde

N°	Áreas da saúde	População total
1	BINAME	36567
2	BUHOLO 2	31846
3	CECA MWEZE	32589
4	CIMPUNDA	34048
5	CIRIRI I	60646
6	CIRIRI II	22922
7	FUNU	26390
8	LURHUMA	21525

9	MARIA/KARHALE	79257
10	NEEMA	24403
11	NYAMUGO	29842
12	NYAMULAGIRA	25537
13	UZIMA	16834
TOTAL		442 406

Localização geográfica

A Z.S. de Kadutu é parte integrante da cidade de Bukavu. Está situada na comuna de Kadutu, com uma superfície de 15 km² e uma densidade populacional de 21120 habitantes por km².

É limitado :

A norte, pelo rio Wesha, que a separa da zona sanitária de BAGIRA

A sudeste, pelo rio KAWA e pela estrada principal da Avenue Industrielle, que a separa da Zona Urbana Sanitária IBANDA.

A oeste, por um limite convencional em CISIRWE, que a separa da zona sanitária rural de KABARE.

A sudoeste, pelas aldeias de LUGUSHA e NYAMIERA, que a separam da zona sanitária de NYANTENDE.

Tem um relevo montanhoso e um clima húmido de montanha, com uma temperatura média de 15°C na estação das chuvas e de 25°C na estação seca. Situa-se a uma altitude de 1462 m. A sua longitude situa-se entre 28° 50'E e -2°30' S. A sua vegetação é de savana arborizada.

2.2. TIPO DE ESTUDO

Trata-se de um estudo descritivo e transversal destinado a contribuir para o estudo dos riscos de uma epidemia de cólera na sequência de uma escassez de água potável na zona sanitária de Kadutu.

2.3 MATERIAL

Utilizámos um questionário de inquérito através do SMART PHONE

2.4. AMOSTRAGEM

Utilizámos uma amostragem aleatória simples para a população da zona sanitária de Kadutu

Tamanho da amostra

Utilizámos a fórmula de Schwartz para determinar a dimensão da amostra

$$n = \frac{Z\alpha^2 * p * q}{d^2}$$

$Z = 1,96$
$p = 50\% = 0,5$
$q = 50\% = 0,5$
$d = 0,05$

$$n = \frac{(1,96)^2 * 0,5 * 0,5}{(0,05)^2} = \frac{3,8416 * 0,5 * 0,5}{0,0025} = \frac{0,9604}{0,0025} = 384,16 \approx 385 \; \textit{sujet} \; \text{à} \; \textit{enqueter}$$

2.5. MÉTODOS E INSTRUMENTOS DE RECOLHA DE DADOS

Realizámos um inquérito utilizando a aplicação Kobo Collect

2.6. PLANO DE RECOLHA DE DADOS

Realizaremos um inquérito utilizando um questionário de inquérito

2.7. PLANO DE TRATAMENTO E ANÁLISE

Para avaliar os resultados, utilizámos o software SPSS para representar os dados em tabelas de frequência e gráficos.

2.8. CONSIDERAÇÕES ÉTICAS

Assegurámos aos inquiridos que as informações que forneceram seriam mantidas confidenciais, respeitando simultaneamente o seu anonimato e o seu consentimento e escolha informados.

2.9. PONTOS FORTES E LIMITAÇÕES DO ESTUDO

Forças

- Este estudo fornece aos decisores informações claras e importantes para os orientar nas suas decisões em matéria de saúde.
- Esclarecimento das verdadeiras questões há muito sem resposta, e é esta a originalidade deste tema tão vasto, ao fornecer

Limites

- A indisponibilidade de teorias suficientes e relevantes para uma melhor compreensão da cólera.

APRESENTAÇÃO DOS RESULTADOS

Tabela I. Distribuição dos inquiridos por caraterísticas sociodemográficas

Variáveis	N	%
Idade do inquirido		
Menos de 25 anos	80	20,78
26 a 35 anos	113	29,35
36 a 45 anos	149	38,7
Mais de 45 anos	43	11,17
Género		
Masculino	179	46,49
Feminino	206	53,51
Tipo de inquirido		
Pai	94	24,42
Mãe	133	34,54
Criança	158	41,04
Nível de estudos		
Primário	33	8,57
Secundário	200	51,95
Universidade	152	39,48
Profissão (atividade profissional)		
Estudante	92	23,90
Funcionário público	88	22,86
Empreiteiro	53	13,77
Humanitária	2	0,52

Desempregado	89	23,11
Vendedor	61	15,84
Estado civil		
Individual	166	43,12
Casado	203	52,73
Viúvo	16	4,15
Dimensão do seu agregado familiar		
Menor ou igual a 5	142	36,88
Mais de 5	243	63,12
Religião		
Católico	229	59,48
Protestante	111	28,83
Mulher muçulmana	15	3,90
Kimbanguista	3	0,78
Testemunhas de Jeová	27	7,01
Total	**385**	**100**

A tabela mostra que a maioria dos inquiridos tinha idades compreendidas entre os 36 e os 45 anos, mais de metade eram mulheres, casadas e com o ensino básico. Em termos de profissão, os estudantes são a maioria, seguidos dos desempregados, 6/10 dos quais vivem em agregados familiares com mais de 5 pessoas, sendo o catolicismo e o protestantismo as religiões predominantes.

Tabela II. Distribuição dos inquiridos por ambiente residencial

Variáveis	N	%
Tempo de permanência no bairro		
Menos de um ano	67	17,4
1-3 anos	106	27,54
Mais de 3 anos	212	55,06
Total	**385**	**100**
Tipo de casa de banho		
Com falsos	271	70,39
Sem falso	114	29,61
Total	**385**	**100**
Disponibilidade de um abastecimento de água na parcela		
Disponível em	150	38,96
Não disponível	235	61,04
Total	**385**	**100**
Fonte de abastecimento de água		
Torneira do vizinho	124	52,77
Dissuasor de fonte	111	47,23
Total	**235**	**100**

A partir desta tabela, podemos ver que mais de metade dos inquiridos vivia no seu terreno há mais de 3 anos, com 7/10 dos agregados familiares a terem uma sanita falsa, enquanto mais de 6/10 dos agregados familiares não tinham uma fonte de água no seu terreno, com mais de metade a obter água dos vizinhos e o resto de fontanários na **área.**

Quadro III. Distribuição dos inquiridos de acordo com a informação sobre a cólera

Variáveis	N	%
Informações sobre a cólera		
Informado	385	100
Fonte de informação		
Media	293	76,1
Revezamento comunitário	73	18,96
Redes sociais	19	4,94
Compreender as causas da cólera		
Saber	385	100
As causas da cólera		
Comer alimentos crus mal lavados ou não protegidos	59	15,32
Não lavar as mãos antes de comer	16	4,16
Beber água não tratada	71	18,44
Não lavar as mãos depois de usar a casa de banho	41	10,65
Insalubridade, lixo, falta de higiene	198	51,43
Conhecimento dos sinais da cólera		
Saber	385	100
Sinais de cólera		
Diarreia e desidratação	229	59,48
Vómitos e fadiga	117	30,39
Falta de apetite	39	10,13

Conhecimentos sobre como prevenir a cólera		
Saber	385	100
Como prevenir a cólera		
Utilização de latrinas limpas	51	13,25
Beber água limpa	64	16,62
Comer alimentos bem cozinhados e protegidos	58	15,06
Comer fruta e legumes lavados em água limpa	40	10,39
Cumprimento das medidas de higiene e saneamento	172	44,68
Total	**385**	**100**

Esta tabela mostra que todos os inquiridos estavam informados sobre a cólera, as suas causas, sinais e meios de prevenção. Mais de ¾ dos inquiridos receberam a sua informação através dos meios de comunicação social, seguidos de contactos com a comunidade. Em termos de causas, a insalubridade foi a mais comum, e mais de metade confirmou a diarreia e a desidratação como sinais de cólera, enquanto o cumprimento das medidas de higiene e saneamento foi a forma mais comum de prevenir a cólera.

Quadro IV. Distribuição dos inquiridos de acordo com as atitudes em relação à cólera

Variáveis	N	%
O que fazer em caso de cólera		
Beber SRO e ir para o hospital	246	63,89
Acesso rápido a um CTC ou centro de saúde	139	36,11
Total	**385**	**100**
Comportamento em caso de contacto com um doente de cólera		
Não digas a ninguém	4	1,04
Desinfetar-se	80	20,78
A caminho de um CTC	301	78,18
Total	**385**	**100**
Como lidar com uma pessoa curada de cólera		
Não se aproximem dele	216	56,1
Aproximar-se dele	169	43,9
Total	**385**	**100**

Lendo esta tabela, vemos que mais de 6/10 dos inquiridos apoiaram a atitude de beber SRO e depois ir para o hospital, e mais de ¾ apoiaram a opção de ir para um CTC em caso de contacto com um doente com cólera, enquanto mais de metade disse que não se aproximaria de um doente que tivesse recuperado da cólera.

Tabela V. Distribuição dos inquiridos por situação de escassez de água

Variáveis	N	%
Escassez de água por distrito		
Acontece	365	94,81
Isso não acontece	20	5,19
Total	**385**	**100**
Ocorrência de doenças durante a escassez de água		
Acontece	373	96,88
Isso não acontece	12	3,12
Total	**385**	**100**
Número de casos de doença durante a escassez		
Um caso	144	38,61
Dois casos	101	27,07
Três casos	76	20,38
Quatro casos ou mais	52	13,94
Total	**373**	**100**
Como evitar a cólera		
Utilização de água e de latrinas limpas	106	27,53
Lavagem das mãos com sabão ou cinza	148	38,44
Cumprimento das regras de higiene	131	34,03
Total	**385**	**100**
A gravidade da cólera		
É uma doença grave	385	100
Risco de cólera durante a escassez de água		

Risco mais baixo	22	5,71
Risco elevado	363	94,29
Total	**385**	**100**
Possibilidade de erradicar a cólera em Kadutu		
Pode ser feito	385	100

O quadro mostra que mais de 9/10 dos inquiridos confirmaram que a escassez de água pode provocar cólera e outras doenças transmitidas pela água nos seus bairros, tendo a maioria declarado ter registado um caso de doença relacionado com a escassez. Todos os inquiridos confirmaram a gravidade da cólera e a possibilidade de erradicar a doença.

DISCUSSÃO DOS RESULTADOS

A cólera, doença causada pelo *Vibrio cholerae*, é um desses flagelos que, no inconsciente coletivo, parecem antigos mas que ainda hoje nos acompanham.

A cólera é, portanto, um fenómeno muito recente em África. A sua história remonta ao início dos anos 70 com a 7ª pandemia, que começou em 1961 no arquipélago de Sulawesi, na Indonésia. Desde 1970, foram registadas várias epidemias de cólera em vários países africanos, incluindo a República Democrática do Congo.

O objetivo deste estudo foi descrever os riscos de uma epidemia de cólera na zona sanitária de Kadutu, na sequência da falta de água potável.

Esta zona sanitária é uma das zonas da província afectadas por esta epidemia. Este aumento acentuado do número de casos está a tornar a população, e os seus visitantes, mais vulneráveis à cólera.

Um total de 385 pessoas residentes na zona sanitária de Kadutu foram incluídas nos resultados deste estudo, das quais 20,78% dos inquiridos tinham idade inferior ou igual a 25 anos, 29,35% dos inquiridos tinham idade entre [26 - 35 anos], 28,7% dos inquiridos tinham idade entre [36 - 45 anos] e 11,17% tinham idade superior a 45 anos, Quanto ao estado civil, 52,73% eram casados, 43,12% solteiros e 4,15% viúvos. Quanto à religião, 59,48% eram católicos, 28,83% protestantes, 3,9% muçulmanos, 0,78% kimbanguistas e 7,01% testemunhas de Jeová. Em termos de ocupação, 23,9% eram estudantes, 22,86% funcionários públicos, 13,77% empresários, 0,52% humanitários, 15,84% comerciantes e 23,11% desempregados, em comparação com o estudo de Amos Kamundu sobre os conhecimentos, atitudes e práticas da população da zona sanitária de Mugunga, sobre medidas preventivas contra a cólera: Na zona sanitária de Karisimbi, que teve como objetivo descrever os conhecimentos, atitudes e práticas da população sobre medidas de prevenção da cólera na zona sanitária de MUGUNGA, um total de 653 inquiridos compuseram os resultados do estudo, incluindo 6,6% dos inquiridos na faixa etária de 41 anos e mais, 44,1% na faixa etária de 31 a 40 anos, 45,32% na faixa etária de 21 a 30 anos e 3,98% na faixa etária de 10 a 20 anos. 69,67% dos inquiridos eram casados, 15,16% solteiros, 8,8% viúvos e 6,27% divorciados. Em termos de profissão, 34,6% dos inquiridos trabalhavam em pequenos negócios, 30,93% eram donas de casa, 12,55% eram agricultores, 9,8% não tinham profissão, 3,21% eram pescadores, 2,29% eram professores, 2,75% eram funcionários públicos, 1,83% eram profissionais de saúde e 1,99% tinham outras profissões. Em termos de nível de educação, 15,92% dos inquiridos tinham ensino superior/universitário, 56,04% tinham ensino secundário, 19,75% tinham ensino primário e 8,26% não tinham educação, dos quais 25,11% eram homens e 74,88% mulheres.(Amos KAMUNDU, 2013). Enquanto os resultados do estudo sobre os conhecimentos, atitudes e práticas das mães de crianças com menos de 5 anos de idade relativamente às doenças diarreicas na zona sanitária de Lukonga, cidade de Kananga, mostram que o grupo etário mais representado é o dos 26-31 anos de idade, com 28,7%. A idade média é de 29 anos, com um desvio padrão de 7, sendo que 63% das pessoas vivem em casal e 37% são solteiras. Quanto ao nível de escolaridade, 52% dos inquiridos têm o ensino secundário, seguido do ensino primário (20%), do ensino universitário (18%) e do não ensino (10%). Estes resultados mostram que 66,7% dos inquiridos estavam desempregados ou eram donas de casa, seguidos dos empregados ou gestores (25,3%) e dos que trabalhavam no sector informal (8%).(Albert et al. 2024)

Quanto à natureza dos inquiridos, 24,42% eram pais, 34,54% eram mães e 41,04% eram filhos e filhas. 63,12% dos agregados familiares tinham mais de 5 pessoas e 36,88% tinham menos ou igual a 5 pessoas. Em termos de tamanho do agregado familiar, muitos dos agregados viviam em condições de sobrelotação, o que os expunha a graves problemas de saúde, incluindo a cólera, em comparação com o estudo sobre os conhecimentos, atitudes e práticas da população da zona sanitária de Mugunga, sobre medidas de prevenção da cólera: A zona sanitária de Karisimbi, cujo objetivo era descrever os conhecimentos, as atitudes e as práticas da população sobre as medidas de prevenção da cólera na zona sanitária de MUGUNGA, mostra que a maioria ou 83, 15% dos inquiridos têm 3 ou mais filhos(Amos K., 2013)

O nosso estudo mostra que 55,06% dos inquiridos viviam nas suas respectivas áreas há mais de 3 anos, 27,54% entre 1 e 3 anos e 17,4% há menos de um ano. 70,39% dos inquiridos usavam casas de banho com falhas e 29,61% usavam as que não tinham falhas. Quanto à disponibilidade de uma fonte de água na sua parcela, 61,04% declararam que não estava disponível, enquanto 38,96% tinham uma fonte de água, das quais 2 fontes foram levantadas para aqueles que não tinham uma fonte de rendimento, 52,77% obtinham a sua água das torneiras dos vizinhos e 47,23% de fontanários, comparando isto com os estudos. Uma comparação com os conhecimentos, atitudes e práticas das mães de crianças com menos de 5 anos de idade sobre doenças diarreicas na zona sanitária de lukonga, cidade de kananga, mostra que 51,3% das mães dependem da água da chuva, 30% da água do rio e 14% da água da torneira; 3,3% de água de furo e 1,3% de água de um fontanário, enquanto 84,7% dos inquiridos não tratavam a água em casa, em comparação com 15,3% que o faziam.(Albert et al. 2024)Estes comportamentos colocam as crianças em muito maior risco de contrair doenças diarreicas, incluindo a cólera.

Neste estudo, todos os inquiridos tinham informação sobre a cólera, as suas causas, sinais, modos de transmissão e prevenção, tendo a maioria (76,1%) referido os meios de comunicação social como fonte de informação, seguidos dos meios de comunicação comunitários (18,96%) e das redes sociais (4,94%). A maioria dos inquiridos (51,43%) referiu que as causas da cólera são as condições anti-higiénicas, seguidos de 18,44% que referiram a ingestão de água suja e não tratada e 15,32% que referiram a ingestão de alimentos crus e/ou mal lavados e não protegidos. Em termos de sinais, 59,48% confirmaram diarreia e desidratação, (30,39%) vómitos e fadiga e 10,13% falta de apetite. Em termos de meios de prevenção da cólera, 44,68% confirmaram o cumprimento das medidas de higiene e saneamento, 16,62% para beber água limpa e 15,06 para comer alimentos bem cozinhados e protegidos, em comparação com os resultados do estudo sobre os conhecimentos, atitudes e práticas da população da zona sanitária de Mugunga, sobre as medidas de prevenção da cólera: Na zona sanitária de Karisimbi, a maioria dos inquiridos (98,77%) afirmou já ter ouvido falar da cólera, 36,14% dos quais através de contactos comunitários. Destes, 22,1% sabiam que beber água não potável era uma via de transmissão da cólera, 3,8% sabiam que o lixo estava presente no ambiente e 32% sabiam que comer sem lavar as mãos era um fator de risco de cólera. No que diz respeito à prevenção, 42,57% dos inquiridos sabiam que lavar as mãos com sabão ou cinzas e utilizar água limpa eram medidas de prevenção da cólera, 27,41% eram a favor de cobrir adequadamente os alimentos, 10,71% eram a favor de ter casas de banho higiénicas e 19,29% eram a favor de evitar o contacto com casos suspeitos de cólera.(Amos K., 2013). Em comparação com os resultados do estudo sobre os conhecimentos, atitudes e práticas das mães de crianças com menos de 5 anos sobre doenças diarreicas na zona sanitária de Lukonga, cidade de Kananga, 67% dos inquiridos já tinham ouvido falar de doenças diarreicas, 36% dos quais tinham ouvido falar delas através dos meios de comunicação social, 25,3% através de intermediários comunitários, 24% através do pessoal médico e, finalmente, 24% através dos serviços de saúde; Como sintomas da diarreia, 61,2% dos inquiridos referiram a desidratação, seguida da fadiga (26,9%). Os outros mencionaram a febre (8,6%) e, finalmente, os que mencionaram convulsões ou perturbações neurológicas (3,2%).(Albert et al. 2024)

Em termos de atitudes, 63,89% concordaram em beber SRO e ir ao hospital em caso de cólera, e 36,11% concordaram em ir rapidamente a um CTC ou centro de saúde.

Atitude em caso de contacto com um doente com cólera: 78,18% vão a um CTC, 20,78% desinfectam e 1,04% não dizem nada. No caso de contacto com uma pessoa recuperada de cólera, 56,1% optam por não se aproximar e 43,9% optam por se aproximar.

No que diz respeito às atitudes, é importante aumentar a sensibilização para a cólera em termos das atitudes a adotar.

No que diz respeito à escassez de água, 94,81% concordaram que havia uma escassez de água nos seus bairros, e 96,88% concordaram que as doenças ocorrem durante a escassez de água, especialmente as doenças transmitidas pela água, e 38,61% concordaram que tinham desenvolvido cólera durante uma escassez. Todos os inquiridos concordaram que a cólera era grave e podia ser erradicada, 94,29 não concordaram que um portador de cólera pudesse ser assintomático, enquanto que no estudo sobre os conhecimentos, atitudes e práticas das mães de crianças com menos de 5 anos sobre doenças diarreicas na zona sanitária de Lukonga, 81% dos nossos inquiridos os seus filhos tinham sofrido de diarreia contra 19% cujos filhos não tinham sofrido de diarreia.

A cólera tem consequências económicas e sociológicas importantes, como a redução da produção, das exportações e do turismo. Por conseguinte, é imperativo melhorar as condições de vida da população, reforçar a vigilância epidemiológica e associar a população aos programas de luta contra a cólera e outras doenças de origem hídrica.

Deve ser dada especial atenção às medidas de higiene e ao desenvolvimento da educação para a saúde:

Sensibilização do público,

Abastecimento de água em quantidade suficiente (mínimo de 20 litros por pessoa e por dia) e de qualidade (cloração da água, pontos de água protegidos, sistema adequado de eliminação de esgotos),

Saneamento e higiene: controlo dos excrementos (latrinas) e dos resíduos (fossas), distribuição de sabão, controlo dos mercados, enterramento dos cadáveres,

Medidas curativas: o tratamento num Centro de Tratamento da Cólera inclui, para além da administração de SRO ou da terapia de infusão, a desinfeção dos doentes (mãos e pele) com uma solução de cloro a 0,05%; a desinfeção das casas, da roupa de cama, das macas, dos utensílios de cozinha, do vestuário e dos veículos de transporte com uma solução de cloro a 0,2%; a desinfeção das latrinas, dos excrementos, dos cadáveres e dos pedilúvios com uma solução de cloro a 2%.

A cólera continua a ser uma ameaça importante, mas negligenciada, para a saúde pública. Constitui um desafio para a comunidade internacional, exigindo o envolvimento de todos para a sua erradicação.

CONCLUSÃO

No final do estudo, cujo tema era "Contribuição para o estudo dos riscos de uma epidemia de cólera na sequência da escassez de água potável na zona sanitária de Kadutu", a empresa anunciou que iria realizar um estudo sobre os riscos de uma epidemia de cólera na zona sanitária de Kadutu.

Os resultados do estudo apontam para um elevado nível de conhecimento sobre a cólera, em termos de causas, sinais, modos de transmissão, meios de prevenção e atitudes a adotar quando a cólera ocorre. A isto juntam-se os factores susceptíveis de explicar a elevada taxa de doenças transmitidas pela água, incluindo a cólera, ou seja, a escassez de água nesta zona sanitária, bem como o incumprimento das medidas de higiene e saneamento.

O cumprimento das medidas de higiene e saneamento é a chave para vencer esta doença na zona sanitária de Kadutu, especialmente durante a estação seca, quando se regista um aumento dos casos de doenças transmitidas pela água.

Estes resultados defendem o reforço das campanhas de informação e de sensibilização sobre a luta contra a cólera, a melhoria do abastecimento de água potável na província do Kivu do Sul e das normas de planeamento urbano, bem como o tratamento em caso de cólera e de outras doenças transmitidas pela água. A RDC comprometeu-se a acabar com a cólera, optando pelo roteiro para 2030 através de uma parceria global. Este compromisso é a prova dos esforços em curso no país para reforçar o sector da saúde.

RECOMENDAÇÕES

Às autoridades sanitárias do Kivu Sul

1. Prosseguir as campanhas de sensibilização, especialmente dirigidas às pessoas que vivem em zonas urbanas, para as tranquilizar quanto aos benefícios da prevenção da cólera, dissipando ao mesmo tempo os preconceitos que rodeiam o conhecimento da cólera.

2. Envolver trabalhadores comunitários previamente formados.

3. Monitorizar e avaliar as actividades de higiene e saneamento recomendadas.

4. Disponibilização de água potável

5. Sensibilização para as normas de saúde e higiene

6. Fazer tudo o que for possível para minimizar o risco de cólera.

Ao público

1. Cumprimento das medidas de higiene e saneamento.

2. Obtenha a sua água em locais limpos e designados para água de qualidade

3. Ferver a água até ao grau recomendado antes de a utilizar

4. A utilização de certos produtos anti-sépticos recomendados para a garantia de qualidade, nomeadamente o cloro, ...

REFERÊNCIAS BIBLIOGRÁFICAS

1. Albert et al. 2024 ; Connaissances, attitudes et pratiques des meres des enfants de moins de 5 ans sur les maladies diarrheiques dans la zone de sante de LUKONGA, ville de KANANGA/ KASAI CENTRAL/ RD CONGO",

2. Ndié J, Bayoro I, Takoukam I, Wina P, Wina P. Étude des Aspects Épidémiologiques Du Choléra Dans Le District De Santé De Tcholliré (Nord- Cameroun).

3. Camacho A, Bouhenia M, Alyusfi R, Alkohlani A, Naji MAM, de Radiguès X, et al. Epidemia de cólera no Iémen, 2016-18

4. Gbary AR, Dossou JP, Sossou RA, Mongbo V MA. Aspectos epidemiológicos e médico-clínicos da epidemia de cólera no departamento do Litoral do Benim em 2008.

5. Boutin J, Delva GG, Mabou MM, Pape JW, Peck M, Wright PF, et al. Importância da cólera e de outras etiologias da diarreia aguda em Port-au-Prince, Haiti, após o terramoto. Am J Trop Med Hyg.

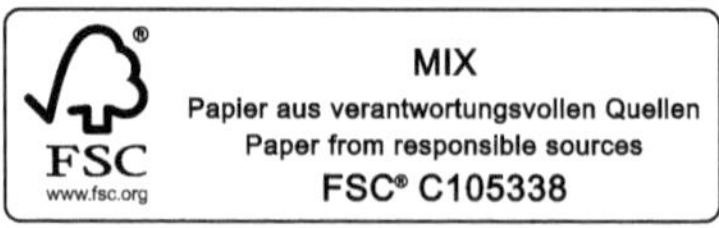

Printed by Books on Demand GmbH, Norderstedt / Germany